0f.60

CONSULTATIONS MÉDICALES FRANÇAISES

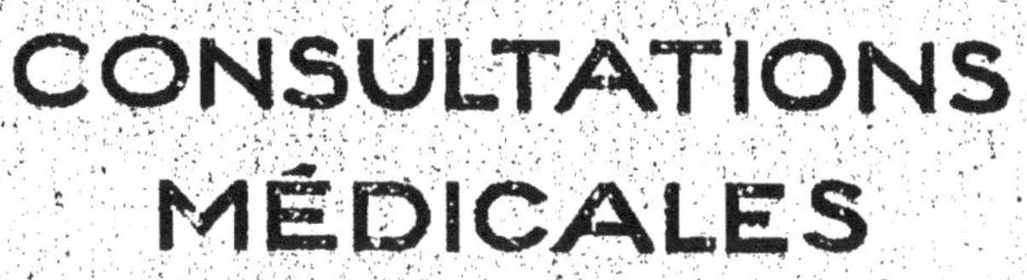

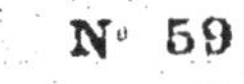

N° 59

LA PRATIQUE DE LA MÉDICATION OCYTOCIQUE

Par le Dr G. KEIM

ANCIEN INTERNE DES HOPITAUX DE PARIS

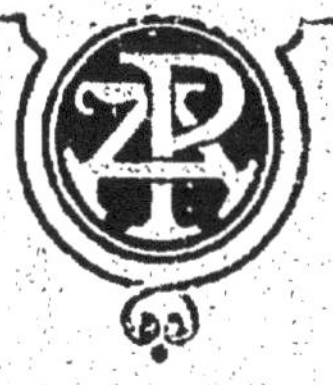

PARIS

A. POINAT - EDITEUR

21, RUE CASSETTE VIe

A. POINAT, Éditeur, 21, rue Cassette, PARIS (VIe).

Consultations Médicales
FRANÇAISES

Chaque fascicule est vendu séparément (envoi franco) . . **0 fr. 60**

---

1. **Les néphrites chroniques**, par le Dr Castaigne, prof. agrégé à la Faculté de médecine de Paris, médecin des hôpitaux (2e édition).
2. **Lithiase biliaire non compliquée**, par le Dr Gilbert, professeur de clinique médicale à la Faculté de médecine de Paris (2e édition).
3. **Les sténoses du pylore d'origine ulcéreuse, leur traitement par les moyens médicaux et par la gastro-entérostomie**, par MM. J. Castaigne, professeur agrégé à la Faculté de médecine de Paris, médecin des hôpitaux, et Ch. Dujarier, chirurgien des hôpitaux de Paris (2e édition).
4. **Les gastropathies nerveuses**, par le Dr Grasset, professeur de clinique médicale à l'Université de Montpellier (2e édition).
5. **L'obésité**, par le Dr Lereboullet, médecin des hôpitaux de Paris (2e édition).
6. **Les cirrhoses de Laënnec avec ascite et leur traitement médico-chirurgical**, par le Dr J. Castaigne, professeur agrégé à la Faculté de médecine de Paris (2e édition).
7. **La gastro-entérite des nourrissons**, par le Dr Moussous, professeur de Clinique médicale infantile à l'Université de Bordeaux (2e édition).
8. **La tiquose**, par le Dr René Cruchet, professeur agrégé à l'Université de Bordeaux, médecin des hôpitaux (2e édition).
9. **L'épilepsie commune** (*épilepsie dite essentielle*), par le Dr Lucien Mayet, chargé de cours à l'Université de Lyon (2e édition).
10. **Traitement du diabète sucré**, par le Dr Rathery, professeur agrégé à la Faculté de médecine de Paris (2e édition).
11. **Traitement du tabes**, par le Dr Paul Sainton, ancien chef de clinique à la Faculté de médecine de Paris.
12. **L'avortement**, par le Dr Rudaux, accoucheur des hôp. de Paris (2e édition).
13. **Traitement de l'urétrite chronique**, par le Dr Emile Jeanbrau, professeur agrégé à la Faculté de Montpellier.
14. . . . . *Épuisé.*
15. **Traitement des anémies**, par le Dr Maurice Perrin, professeur agrégé à la Faculté de médecine de Nancy.
16. . . . . *Épuisé.*
17. . . . . *Épuisé.*
18. **Les adénites tuberculeuses et leur traitement**, par le Dr Soubeyran, professeur agrégé à la Faculté de médecine de Montpellier.
19. **Traitement de la sciatique**, par le Dr Paul Sainton, ancien chef de clinique à la Faculté de médecine de Paris.
20. **Traitement de la tuberculose pulmonaire par la tuberculine**, par le Dr F.-X. Gouraud, ancien chef de laboratoire à la Faculté de médecine de Paris.
21. **Traitement de l'angine diphtérique**, par le Dr L.-G. Simon, chef de laboratoire à l'hôpital Bretonneau.

CONSULTATIONS MÉDICALES FRANÇAISES

FASCICULE LIX

LA PRATIQUE DE LA MÉDICATION OCYTOCIQUE

Par le Dr G. KEIM,
Ancien interne des hôpitaux de Paris.

La médication ocytocique est à l'ordre du jour par la découverte récente de l'action du lobe postérieur de l'hypophyse (pituitrine) sur la contractilité utérine. J'essaierai d'étudier pratiquement les ocytociques que l'accoucheur possède actuellement, leurs indications et leur mode d'emploi en insistant surtout sur le plus simple, le moins toxique d'entre eux, le sucre, que j'ai introduit dans la thérapeutique obstétricale en 1898[1].

I. — DÉFINITION ET UTILITÉ DES OCYTOCIQUES

On donne le nom d'ocytociques ou d'ecboliques à

1. KEIM. Du lactose comme accélérateur physiologique du travail de l'accouchement. *C. R. Soc. de biologie*, 8 octobre 1898 et *Presse médic.*, 9 octobre 1898.
KEIM. Du pouvoir ocytocique du sucre. *Archives gén. de méd.*, 1901.
KEIM. La médication ocytocique. *Presse médicale*, 1905.
KEIM. De l'emploi du sucre associé aux agents mécaniques dans l'accouchement provoqué. *Soc. de méd. de Paris*, fév. 1907.
KEIM. *Les médications nouvelles en obstétrique*, 1 vol. Baillière et fils, Paris, 1908.

certaines substances qui exagèrent ou réveillent la contractilité de l'utérus gravide. La faiblesse ou l'insuffisance des contractions utérines allant dans certains cas jusqu'à l'inertie complète sont une anomalie du travail pouvant par leur durée compromettre la santé de la mère et la vie de l'enfant.

L'inertie utérine peut exister dès le début du travail et persister pendant sa durée ; les contractions sont faibles, courtes, espacées. Le travail est long. Elle peut exister après la marche d'abord régulière du travail ; celui-ci se ralentit peu à peu et peut même s'arrêter complètement.

Dans les deux cas on peut temporiser tant que les membranes sont intactes, les bruits du cœur fœtal normaux et l'état de la mère physiologique ; il faut intervenir quand une de ces conditions n'existe plus.

Les moyens de réveiller les contractions sont multiples : bains chauds, injections chaudes à haute pression, frictions sur l'utérus, tamponnement vaginal, les sondes, les ballons. Les substances ocytociques prennent place parmi ces divers moyens. La simplicité de leur application devrait généraliser leur emploi. Leur échec ne contre-indique aucun des autres procédés pour éveiller les contractions. Dans certains cas, ils peuvent en renforcer l'action.

II. — MODE D'ACTION DES OCYTOCIQUES

Pour le comprendre il est nécessaire de rappeler brièvement les caractères de la contraction utérine, les ocytociques ne devant que la stimuler, la renforcer, la compléter en respectant son rythme normal.

L'utérus est un muscle creux à fibres lisses et largement vascularisé. Ses fibres ont la faculté de se resserrer d'une manière *intermittente* sur les corps qu'il renferme de manière à les expulser; cette propriété de l'utérus est la contractilité dont la manifestation extérieure est la contraction. Le caractère d'intermittence de la contractilité la différencie de la rétractilité qui, elle, est permanente. Les substances ocytociques doivent avant tout respecter le caractère intermittent des contractions utérines.

Les contractions utérines sont indépendantes de la volonté et subissent l'influence des excitations réflexes et du système nerveux. Toute substance capable d'exciter la contraction utérine soit directement, soit par l'intermédiaire du système nerveux, ou de congestionner ses vaisseaux sera susceptible d'amener l'expulsion du fœtus. Il est nécessaire d'ajouter que certaines substances n'influent sur le système nerveux que par le contre-coup d'une véritable intoxication générale. En dehors de circonstances spéciales mettant pour ainsi dire l'utérus en imminence de travail, ces substances sont généralement incapables de provoquer le travail, de produire l'avortement ou l'accouchement prématuré artificiel; elles peuvent agir comme accélératrices, non comme provocatrices du travail.

Cet ensemble de propriétés domine la physiologie de l'utérus et permet d'interpréter l'action des substances ocytociques s'exerçant sur lui.

En résumé, c'est par trois principales modalités que peuvent agir les ocytociques sur la contractilité utérine : par excitation du système nerveux, par congestion des vaisseaux ou par intoxication générale de l'organisme.

III. — CARACTÉRISTIQUES DES OCYTOCIQUES

Toute substance introduite dans l'organisme de la femme en travail pour actionner la contraction utérine doit répondre à certaines conditions essentielles :

1° Elle ne doit pas être toxique, la grossesse étant déjà par elle-même un état d'intoxication, comme le montrent les modifications de la nutrition et l'examen des urines. A ce point de vue, on préférera donc les ocytociques comme le sucre, qui sont des aliments, aux médicaments plus ou moins toxiques, tels que l'adrénaline, la pituitrine ou même la quinine.

2° L'ocytocique doit respecter le rythme normal de la contraction utérine, son intermittence et ne pas déterminer la rétraction de l'utérus. Certains ocytociques ne produisent la rétraction qu'à doses assez considérables, d'autres peuvent la produire à toutes doses, ainsi l'ergot de seigle et ses dérivés.

3° Les ocytociques ne doivent pas influencer la délivrance ; ils respecteront ses temps physiologiques, sans la hâter, la retarder, ou être cause de complications telles que l'enchâtonnement du placenta ou surtout les hémorragies par inertie secondaire.

4° L'ocytocique sera inoffensif pour le fœtus, n'agira sur lui ni par la rétraction de l'utérus, ni par décollement ou hémorragie placentaire, ni par action toxique. A ce point de vue encore, nous dirons les avantages de l'ocytocique-aliment, le sucre, sur les ocytociques médicamenteux.

5° Un ocytocique sera d'autant plus précieux qu'il

agit plus rapidement. Il est quelquefois urgent de faire cesser l'inertie et de hâter l'évacuation de l'utérus.

Si l'action de la substance ocytocique est lente, il est préférable d'y renoncer et de s'adresser à un moyen opératoire pour terminer rapidement l'accouchement.

6° L'action de l'ocytocique ne doit pas se prolonger dans les suites de couches. Son élimination devra se faire rapidement pour ne pas passer dans le lait et intoxiquer le fœtus.

7° L'action de l'ocytocique est d'autant plus rapide que l'excitabilité utérine est plus grande. Or, nous savons que celle-ci augmente avec la grossesse pour atteindre son maximum au moment du travail et surtout pendant la dernière phase de celui-ci. C'est également à cette période que les ocytociques auront leur maximum d'action.

IV. — DIVISION DES OCYTOCIQUES

Nous diviserons les ocytociques d'après leur origine en : ocytociques d'origine alimentaire, ocytociques d'origine opothérapique et ocytociques d'origine médicamenteuse.

La classe des ocytociques d'origine alimentaire ne comprend que le sucre.

Dans la classe des ocytociques d'origine opothérapique, nous décrirons la pituitrine, d'origine hypophysaire, et l'adrénaline, d'origine surrénale.

Dans la catégorie des ocytociques d'origine médicamenteuse, nous ferons une part peu importante[1]

1. Ces divers médicaments sont énumérés non par ordre d'importance, mais par ordre alphabétique.

à l'ergot de seigle et ses dérivés, à l'hydrastinine, l'ipéca, la pilocarpine, l'acide salicylique ; une part plus importante à la quinine, le seul médicament employé véritablement aujourd'hui comme ocytocique.

1° *Ocytociques d'origine médicamenteuse.* — Ergot de seigle et ses dérivés. — *Mode d'action.* — Employé à l'étranger par quelques accoucheurs comme ocytocique, l'ergot fait contracter les fibres musculaires lisses ; il ranime les contractions utérines, mais en même temps, très souvent, les rend permanentes. Dans ce cas, l'absence d'intervalles physiologiques entre les contractions fait que le rythme normal du travail n'est pas respecté.

Formes. — L'ergot de seigle fraîchement pulvérisé se donne par la bouche sous forme de cachets.

L'ergotine ou extrait aqueux de seigle ergoté se donne en injections hypodermiques.

L'ergotinine, alcaloïde extrait de l'ergot de seigle par Tanret, se donne également en injections hypodermiques.

Doses. — Les cachets d'ergot de seigle fraîchement pulvérisé seront de 1 gramme chaque. On en donne un de dix en dix minutes à une ou deux reprises. La dose de 4 grammes en plusieurs prises est un maximum.

L'ergotine d'Yvon se donne à la dose de 1 gramme en injection hypodermique. On peut la renouveler une ou deux fois. On peut aussi l'administrer par la bouche ou en lavements à la dose de 1 ou 2 grammes. Maximum 3 grammes.

L'ergotinine de Tanret est très active. On peut prescrire :

Ergotinine	0 gr. 01
Acide lactique	0 gr. 02
Eau distillée de laurier-cerise .	10 grammes.

Un centigramme renferme un milligramme d'ergotinine.

Dose : un quart de seringue de Pravaz, c'est-à-dire un quart de milligramme d'ergotinine, à renouveler une ou deux fois. Maximum : un milligramme.

Indications. — En France, elles sont très restreintes aujourd'hui. Quelques accoucheurs étrangers (Schatz, Ellinger, More Madden) continuent à employer l'ergot comme ocytocique et prétendent en avoir un bon résultat au moment de la dilatation, tout en évitant la tétanisation de l'utérus. A ce point de vue, l'emploi de l'ergotine paraîtrait moins dangereux que celui de la poudre d'ergot.

Contre-indications. — En France, l'ergot n'est généralement employé qu'après évacuation de l'utérus. Son action sur le fœtus est en effet active et dangereuse. Par resserrement des vaisseaux à la suite de la tétanisation de l'utérus, la circulation fœto-placentaire est gênée et le fœtus peut être asphyxié.

Une seconde contre-indication tient à la rigidité et à la contracture de l'orifice utérin, même après expulsion du fœtus et qui peut produire la rétention de l'arrière-faix avec toutes ses complications.

Conclusion. — Dans sa première session (1892), la Société obstétricale de France vota la proposition suivante :

« Considérant le danger auquel l'ergot de seigle expose les femmes et les enfants pendant le travail de l'accouchement, la Société obstétricale de France émet le vœu qu'il ne soit employé qu'après la délivrance complète et seulement pour combattre les hémorragies graves. »

HYDRASTIS CANADENSIS. — *Mode d'action.* — Peu employé comme ocytocique, l'hydrastis a, d'après Fellner, une action nette sur le muscle utérin. Il renforce les contractions en conservant leur rythme normal et leurs intermittences ; d'où sa propriété de rendre les contractions régulières après emploi intempestif de l'ergot ; l'association de l'hydrastis et de l'ergot paraîtrait logique.

Formes et doses. — On a employé l'hydrastis sous forme d'injections hypodermiques de chlorhydrate d'hydrastinine à la dose de 5 à 10 centigrammes.

Chlorhydrate d'hydrastinine . .	0 gr. 50
Eau distillée stérilisée	10 grammes.

Une ou deux seringues de Pravaz.

IPÉCA. — Son action sur l'utérus dérive de son action générale sur les fibres musculaires lisses.

Garriger a, dans 4 cas, vu 10 centigrammes de poudre d'ipéca régulariser les contractions, les rendre efficaces. Dans un cas elles devinrent intenses et douloureuses. Il ne semble pas qu'il y ait à craindre la tétanisation de l'utérus.

En tout cas c'est un médicament inoffensif et facile à administrer, d'autant plus qu'il agit à doses faibles.

Prescrire :

Poudre d'ipéca	0 gr. 10

Pour un paquet n° 3. — A donner 1 à 3 paquets à 10 minutes d'intervalle dans un peu d'eau sucrée.

Pilocarpine. — C'est un ocytocique peu employé aujourd'hui. Il est infidèle et n'agit généralement qu'à dose toxique, produisant un véritable empoisonnement.

Sänger, Schauta en ont cependant vu de bons effets. Les contractions avaient été réveillées au bout de cinq minutes, après une ou deux injections de chlorhydrate de pilocarpine.

Prescrire :

Chlorhydrate de pilocarpine . .	0 gr. 10
Eau distillée stérilisée	10 grammes.

Une seringue de Pravaz contient un centigramme de pilocarpine. En injecter un ou deux centigrammes.

Acide salicylique. — Son action ocytocique est peu importante. Il est d'ailleurs indispensable de l'administrer avec prudence, à cause de l'insuffisance rénale si fréquente au cours de la grossesse.

Quinine. — Son action ocytocique a été étudiée dès 1845.

Mode d'action. — Pour quelques accoucheurs la quinine a des propriétés abortives et serait dangereuse chez la femme enceinte. Pour d'autres, elle n'a aucune action de ce genre; elle ne donne des contractions au cours de la grossesse que chez certaines femmes prédisposées à l'avortement et dont l'œuf ne tient pour ainsi dire qu'à l'état d'équilibre instable.

La plupart des expérimentateurs sont d'avis que la quinine peut renforcer les contractions après éveil de la contractilité, et serait ocytocique et non abortive[1]. Son action augmente la tonicité muscu-

1. Keim. De la médication ocytocique (sucre et quinine). *Presse médicale*, 1905, p. 102.

laire de l'utérus et son excitabilité sans produire, aux doses ordinaires, sa tétanisation. Son action dépend de la réactivité spéciale à chaque parturiente.

Formes. — La quinine se donne sous forme de sulfate de quinine en cachets ou de chlorhydro-sulfate de quinine, en injections hypodermiques.

Doses. — Les doses doivent ne pas être trop fortes, pour ne pas produire la tétanisation de l'utérus.

On prescrira :

Sulfate de quinine. . . . . . 0 gr. 50

Pour un cachet n° 4. — On donnera deux cachets à dix minutes d'intervalle.

En cas d'insuccès on peut, au bout d'une demi-heure à une heure, renouveler la dose. Maximum : deux grammes.

Pour les injections hypodermiques, on prescrit :

Chlorhydro-sulfate de quinine . 5 grammes.
Eau distillée bouillie . . . . . 6 —

Un centimètre cube contient 0 gr. 50. — Une à deux seringues de Pravaz.

Indications. — *Avant terme,* la quinine peut s'employer pour hâter l'expulsion de l'œuf abortif, après début de travail plus ou moins long, soit surtout comme traitement de l'avortement incomplet. Dans les rétentions placentaires post-abortives où il y a indication à intervenir pour vider l'utérus (hémorragies, lochies fétides, élévation de la température, frissons, etc.), la quinine suffit souvent à réveiller la contractilité utérine, et à produire des contractions assez fortes pour expulser l'arrière-faix en dehors de toute intervention manuelle ou instrumentale. Il semble que ce soit là l'indication principale de la quinine avant terme. Elle agirait même quand le travail est arrêté depuis un certain temps.

A terme, les essais de provocation de travail à l'aide de la quinine ne semblent avoir donné aucun résultat. Ici encore, elle ne fait que renforcer la contraction sans la produire et cela surtout à la fin de la période de dilatation et pendant l'expulsion. A cette période, elle rend efficaces les contractions faibles et peut réveiller celles qui sont éteintes (Schwab). Elle garde aux contractions leur rythme physiologique. Elle est indiquée avant rupture des membranes, quand le travail est long, la femme fatiguée, et après rupture des membranes, pour éviter l'infection de la mère ou l'asphyxie du fœtus.

Son action pendant le travail d'expulsion est plus rapide à terme qu'avant terme.

Au cours de la délivrance à terme, la quinine paraît donner peu de résultats.

Rapidité d'action. — Son action serait rapide mais passagère, car elle ne durerait que vingt minutes à une demi-heure pendant laquelle les contractions sont fortes, fréquentes et quelquefois douloureuses.

Accidents. — Pour le fœtus, aux doses déjà indiquées, il ne semble pas y avoir de contre-indications. Les intermittences entre les contractions sont respectées par la quinine, la circulation fœto-placentaire n'est donc pas troublée.

Chez la mère, on a signalé dans quelques observations des hémorragies pendant la délivrance et le *post partum*. Peu abondantes et peu redoutables, ces hémorragies doivent être connues pour être rapidement traitées par les injections chaudes et les frictions utérines.

Elles tiennent soit à l'inertie secondaire, soit à l'action vaso-dilatatrice de la quinine sur les vaisseaux utérins.

Conclusion. — La quinine a une action ocytocique à terme ou avant terme. On peut l'administrer à la dose de un à deux grammes, surtout dans les cas de faiblesse des contractions ou de rétention *post abortum*. A ces doses elle n'est pas tétanisante et le fœtus ne souffre pas.

2° *Ocytociques d'origine opothérapique.* — Ils sont au nombre de deux : l'un déjà connu mais ayant peu d'action, l'adrénaline; l'autre, plus récemment étudié et paraissant donner de meilleurs résultats, la pituitrine. D'origine absolument dissemblable, l'un surrénal, l'autre hypophysaire, ces deux produits opothérapiques ont cependant un caractère commun, sur lequel j'insiste immédiatement : c'est qu'ils *sont capables de produire l'un et l'autre dans l'organisme une augmentation de glycose avec hyperglycémie et glycosurie.* Peut-être faut-il voir là la cause essentielle de leurs propriétés ocytociques, et rapprocher leur action de celle de l'ocytocique physiologique par excellence, l'ocytocique-aliment : le sucre.

Adrénaline. — *Mode d'action.* — C'est en 1901 que Schäfer signala l'action excitatrice sur les contractions utérines de l'extrait des glandes surrénales et proposa, à cause des contractions provoquées sur l'utérus gravide, de l'employer en obstétrique. L'adrénaline augmente le tonus musculaire, élève l'excitabilité mécanique de la matrice. Elle peut provoquer les contractions, les prolonger, les fortifier, les rapprocher, les régulariser. Son effet peut durer plusieurs heures; il accompagne toujours une vaso-constriction énergique. Il est d'autant plus intense que l'excitabilité utérine est plus grande; il a donc son maximum à la fin de la grossesse et pendant le travail.

Comment agit l'adrénaline? Est-ce par rétrécissement vasculaire seulement? Il ne le semble pas, car l'utérus est influencé au même titre que les autres organes à fibres lisses ou innervés par le sympathique; l'utérus gravide plus excitable est seulement plus sensible à l'adrénaline; ce serait par voie nerveuse, directement sur les fibres sympathiques, qu'agirait l'adrénaline. Telle est la conception acceptée généralement.

Il en est une autre plus séduisante. Depuis Blum, nous savons que l'injection d'adrénaline donne de la glycosurie. Les recherches ultérieures ont montré également l'existence d'une forte hyperglycémie. Or, nous verrons l'action du sucre sur la contraction musculaire. L'action ecbolique de l'adrénaline ne tient-elle pas à la présence du sucre ainsi formé? Targhetta, le premier, proposa cette hypothèse. Pour ma part, je m'y rallie entièrement, car dans la plupart des observations, l'hyperglycémie et la glycosurie post-adrénaliniques ont été manifestement intenses.

Formes. — On peut prescrire l'adrénaline sous forme de solution, granules ou ampoules stérilisées.

La solution de chlorhydrate d'adrénaline Clin à 1/1000 contient un milligramme par XX gouttes. Prescrire un flacon de 5 centimètres cubes.

Les granules d'adrénaline Clin sont dosées à 1/4 de milligramme de chlorhydrate d'adrénaline.

Les tubes stérilisés d'adrénaline Clin sont titrés à 1/10 de milligramme d'adrénaline par centimètre cube.

Doses. — Les doses les plus faibles ont une action sur la contraction utérine. Par dose, en injection sous-cutanée en particulier, on donnera (Neu, Loubat) 1/10 de milligramme. Le maximum sera de 3/10 à 1/2 milligramme.

Voies d'introduction. — L'adrénaline agit aussi bien par voie gastrique que par voie sous-cutanée.

Par les voies naturelles, elle sera administrée soit en solution au millième, soit en granules. On pourrait utiliser la voie rectale et la donner en lavement. Par voie sous-cutanée, l'adrénaline agit avec plus de rapidité et d'énergie que par les voies naturelles.

Indications. — Avant le travail, l'adrénaline est impuissante à elle seule à le provoquer. Elle ne peut donc être employée soit pour l'avortement, soit pour l'accouchement prématuré.

Au début du travail, après excitation de la contractilité et début des contractions, l'adrénaline en augmente le nombre et la fréquence. Elle peut donc être un adjuvant utile des agents mécaniques de dilatation utilisés pour la provocation de l'accouchement.

Pendant le travail, l'injection d'adrénaline peut être suivie de contractions rythmiques, régulières, d'intensité et de fréquence assez grandes, mais n'influençant nullement le fœtus.

D'une façon générale, l'adrénaline est d'un faible secours pour lutter à *elle seule* contre l'inertie utérine, au cours du travail. Augmentant l'excitabilité de l'utérus, elle est, avant tout, un adjuvant très utile des autres excitants utérins.

La délivrance n'est pas troublée par l'emploi de l'adrénaline. Les hémorragies sont souvent prévenues et arrêtées.

Rapidité d'action. — Elle est remarquable et commence de douze minutes à une heure après l'injection. Sa durée est souvent de plusieurs heures.

Contre-indications. — A doses élevées, l'adrénaline produit une élévation marquée de la tension artérielle et des phénomènes toxiques. Au cours de la grossesse, la tension est normale, sauf chez les albuminuriques avec ou sans signe de prééclampsie; chez ces dernières, l'adrénaline sera toujours contre-indiquée. En dehors de ces cas, elle peut être employée à doses faibles — qui sont les plus efficaces — chez toute femme en travail physiologique.

Conclusions. — L'adrénaline est un ocytocique d'exception. Elle agit surtout en augmentant l'excitabilité utérine et en favorisant l'action des agents mécaniques d'accélération du travail. Il faut l'employer à doses faibles. Son action me paraît liée à l'hyperglycémie et à la glycosurie qu'elle provoque.

PITUITRINE. — On a extrait de l'hypophyse, en particulier de son lobe postérieur, une substance connue sous le nom de pituitrine, d'extrait d'hypophyse, d'hypophysine, dont une des propriétés est de faire contracter les fibres musculaires lisses, celles du cœur, des vaisseaux, de la vessie et de l'utérus. Appliquée à l'obstétrique par Hofbauer, en 1910, elle a donné des résultats variables, suivant la période de la grossesse et du travail.

Mode d'action. — On ne connaît pas la nature exacte du principe actif de l'hypophyse. Il semble qu'il puisse agir de deux façons sur les fibres lisses de l'utérus, soit directement comme sur le cœur ou les vaisseaux, soit indirectement par production de glycosurie. Claude et Baudouin pensent que l'effet de l'hypophyse est de déterminer au niveau du foie un processus d'insuffisance qui entraîne la non-fixation du glycose à l'état de glycogène, d'où hyperglycémie et glycosurie.

A mon avis, l'action de la pituitrine se rapprocherait par ce mécanisme de celle de l'adrénaline et de celle du sucre, tous trois agissant en dernière analyse par action du glycose sur le muscle utérin.

Formes. Voies. Doses. — Donnée d'abord par la voie buccale, d'ailleurs sans succès, puis sous forme d'injection intraveineuse, l'extrait d'hypophyse a été surtout injecté dans le muscle.

Les ampoules contiennent 10 ou 20 centigrammes d'extrait glandulaire. La dose est généralement d'une seule ampoule, de celle qui contient 20 centigrammes d'extrait.

Si au bout d'une ou plusieurs heures les contractions utérines ne sont pas réveillées, on peut faire une nouvelle injection.

On a pu injecter jusqu'à un gramme ou un gramme et demi de substance, c'est-à-dire cinq à huit centimètres cubes.

Indications. — Provocation de l'avortement. — Aucun résultat ; quelques contractions passagères sans aucun succès.

Provocation de l'accouchement. — Ici quelques résultats, mais accouchement généralement long. Le plus souvent la pituitrine ne suffit pas à elle seule ; elle sensibilise l'utérus et favorise l'action des moyens physiques.

Accouchement à terme. — Comme les autres ocytociques, la pituitrine agit sur l'accouchement à terme et surtout à son dernier stade, la dilatation très avancée et l'expulsion.

Donnée dans les cas d'inertie, elle fait apparaître les contractions après cinq à dix minutes. Ces contractions sont fortes, rapprochées, en tempête, avec des pauses. Bientôt elles se rapprochent du rythme normal. La dilatation progresse d'autant plus qu'elle est déjà plus avancée et qu'on a affaire à des multipares.

A *la période d'expulsion* les résultats sont aussi brillants. Souvent on évitera ainsi l'emploi du forceps, même dans des cas de bassins peu rétrécis ou dans la présentation de la face.

Période de la délivrance. — Dans quelques cas on a observé des hémorragies dues à l'inertie secondaire; elles paraissent dépendre du moment de la dernière injection ; il est prudent de ne pas faire celle-ci trop loin de la délivrance. D'une façon générale la délivrance a été normale.

Accidents. — a) *Mère.* Par suite de l'élévation de la pression sanguine, on a signalé quelques petits accidents : troubles respiratoires, légère angoisse, tachycardie et arythmie, céphalée, nausées. Ils cèdent rapidement. Ces accidents peuvent être dangereux chez les artério-scléreuses, les nerveuses ou les prééclamptiques.

Plus grave est la production possible de contracture de l'utérus. Dans quelques observations, on a signalé le tétanisme utérin et on a été obligé de terminer l'accouchement par les moyens opératoires. Beaucoup d'auteurs ne l'ont cependant observé dans aucun cas.

On a signalé quelques cas de tranchées très douloureuses qui ne cédèrent qu'à l'emploi de la morphine.

b) *Fœtus*. Dans quelques cas, il y a eu des modifications du cœur fœtal comme après les contractions normales. On ne cite pas d'accident du fœtus dû exclusivement à l'emploi de la pituitrine.

Conclusions. — La pituitrine est active pour stimuler les contractions dans l'inertie utérine à la fin du travail. Dans la provocation du travail près du terme, elle a donné quelques résultats, aucun dans celle loin du terme.

Elle est contre-indiquée chez toute femme malade, cardiaque, pulmonaire ou rénale ou chez qui il y a risque de rupture utérine.

3° ***Ocytociques d'origine alimentaire***. — LE SUCRE. — L'emploi du sucre comme ocytocique a été signalé pour la première fois par moi en 1898 au cours de recherches sur la glycosurie puerpérale[1]. Il avait fait l'objet d'une note de Bossi et, depuis, de nombreux travaux en ont vulgarisé l'emploi.

Mode d'action. — Sa caractéristique est d'être essentiellement physiologique[2]. Le sucre est l'aliment du muscle, la source du travail musculaire. Pour des causes multiples, il existe en grande quantité dans l'organisme de la femme à terme, dans sa circulation et ses urines. L'hyperglycémie et la glycosurie ainsi produites tiennent, en effet, à la production du sucre non utilisé dans la glande mammaire, à l'état de nutrition ralentie chez la femme à terme, à l'état de son foie qui retient moins le sucre,

1. KEIM. Du lactose comme accélérateur physiologique du travail de l'accouchement. *C. R. Soc. de biologie*, 8 octobre 1898.
2. Pour détails voir KEIM. *Les médications nouvelles en obstétrique*, 1 vol. Baillière et fils, Paris, 1908.

enfin à l'hypertrophie de certaines glandes endocrines, les capsules surrénales et l'hypophyse en particulier, productrices de sucre. Ainsi saturé de glycose au début du travail le muscle utérin pourra se contracter régulièrement. Si le travail est de durée normale, la glycose du sang suffira; sinon il sera nécessaire d'apporter à l'utérus de nouvelles charges hydrocarbonées sous forme de sucre absorbé directement.

Nous comprenons donc que le *sucre ingéré* ne peut servir ni *avant* ni *au début* du travail quand l'organisme est encore saturé de sucre physiologique, mais qu'il sera efficace *après* un travail musculaire prolongé quand la réserve en sucre organique est épuisée.

Quel sucre prescrire? — Dans ma première communication sur le sujet, j'avais proposé l'emploi du lactose pour se rapprocher du sucre fourni par la glande mammaire. Depuis lors j'ai toujours prescrit le sucre ordinaire, la saccharose, et cela pour les raisons suivantes : facilité de le trouver partout, modicité de prix et surtout absorption très rapide et, par suite, rapidité d'action.

Comment prescrire le sucre. — La physiologie nous apprend que pour agir, au maximum, le sucre doit être donné : 1° à petites doses; 2° en solutions très concentrées; 3° de suite ou loin des repas.

Après divers essais, je prescris : une dose de 25 grammes de sucre, c'est-à-dire cinq morceaux de sucre du commerce (le morceau pesant en moyenne 5 grammes). Cette dose sera dissoute dans un demi-verre d'eau environ et aromatisée ou non, suivant le goût de la parturiente (avec rhum, cognac, menthe, citron, eau de fleur d'oranger, etc.). Ce mélange a une consistance presque sirupeuse.

Si une première dose ne donne aucun résultat, j'en ordonne une ou deux nouvelles, à une demi-heure d'intervalle les unes des autres. En tout cas, il est préférable d'administrer une dose nouvelle que d'en faire prendre une plus forte dès le début.

Rapidité d'action du sucre. — Les sucres sont parmi tous les aliments les plus rapidement absorbés et les plus rapidement utilisés. C'est là un précieux avantage du sucre sur les ocytociques médicamenteux. De plus, Morat et Dufour ont prouvé expérimentalement que les *muscles anémiés et fatigués* retiennent une plus grande quantité de glycose.

La clinique répond aux données de l'expérimentation. En moyenne, j'ai vu agir le sucre après dix minutes à une demi-heure, et cela surtout quand il est donné au moment d'élection.

Indications. — Dans l'avortement incomplet. — A cette période, les contractions physiologiques sont courtes, l'hyperglycémie et la glycosurie physiologiques n'existent pas encore. L'action du sucre qui doit les seconder, les renforcer ou les suppléer à terme, ne semble pas, pour ces mêmes raisons, exister avant terme. Le sucre a peu d'action, d'après mes observations, dans l'avortement incomplet pour l'expulsion du placenta ou des débris placentaires. A cette période, il est préférable de s'adresser à un autre ocytocique, la quinine, par exemple, ou d'appliquer le traitement instrumental.

Dans l'accouchement provoqué[1]. — Le sucre n'a pas d'action par lui seul pour provoquer l'accouchement ; mais il peut compléter le travail déjà mis

1. KEIM. De l'emploi du sucre associé aux agents mécaniques dans l'accouchement provoqué. *Bulletin de la Société de médecine de Paris*, 9 février 1907.

en marche par un agent mécanique. J'ai l'habitude, après avoir provoqué le travail par l'écarteur Tarnier, de donner une ou plusieurs doses de sucre *dès* l'apparition des contractions. Cette combinaison a pour avantages : de maintenir les contractions provoquées par l'écarteur, de les renforcer, de les régulariser, de fixer et d'engager ainsi la présentation en respectant la poche des eaux, en somme d'avoir un travail comparable au travail physiologique, mais plus rapide, moins fatigant pour la femme mise ainsi davantage à l'abri de l'infection.

A terme. — Avant tout travail. — Le sucre agit peu. Tout au plus peut-il hâter le travail commencé ultérieurement et spontanément. L'organisme saturé encore de glycose, il n'est nul besoin d'en introduire une quantité nouvelle. Le sucre ne peut donc pas à lui seul provoquer le travail.

Après début du travail. — Ici encore, peu de résultats pour des raisons identiques aux précédentes. Tout au plus, peut-on donner le sucre à cette période comme tonique général chez des femmes fatiguées.

Au début de la dilatation. — Le sucre peut agir dans les cas où la période d'effacement du col a été longue, pour rendre les contractions plus fréquentes et plus intenses.

A la dilatation de cinq francs. — C'est là que commence la véritable période d'indications du sucre. La femme a déjà eu de nombreuses contractions, le travail musculaire a pu être considérable et réclame de nouvelles réserves hydrocarbonées.

En moyenne, chez les primipares, l'accouchement se termine en une heure quinze, chez les multipares en moins de temps encore. Les résultats sont très encourageants. Dans certains cas de dilatation longue à se compléter on a pu ainsi éviter ultérieurement une application de forceps.

A la période d'expulsion. — C'est à cette période que le sucre donne ses résultats les plus frappants. S'il n'y a pas d'obstacle mécanique, s'il n'existe que de l'inertie utérine et de l'inertie abdominale, l'emploi du sucre peut éviter souvent celui du forceps. Il augmente les contractions, donne des forces à la parturiente qui peut pousser énergiquement.

Période de délivrance. — Elle n'est pas influencée par l'emploi du sucre; elle n'est ni avancée, ni retardée; il n'y a ni rétraction anormale, ni inertie, partant pas d'hémorragie pathologique.

Contre-Indications. — Il n'en existe ni pour la mère ni pour le fœtus. Le sucre n'est pas toxique, il peut donc être utilisé chez toutes les parturientes. Respectant le rythme utérin physiologique, il n'a aucune action nocive sur le fœtus.

Conclusions. — De tous les ocytociques, le sucre, ocytocique physiologique, ocytocique alimentaire, est le plus facile à employer et à se procurer. Il n'est pas abortif. Il agit à la période de dilatation et d'expulsion.

On le donne par petites doses répétées. Son action est rapide car il est vite absorbé.

Il n'influence pas la délivrance et n'est toxique ni pour la mère ni pour le fœtus.

Son action musculaire est générale. Il stimule l'organisme. C'est à la fois un ocytocique et un véritable tonique.

74170. — PARIS, IMPRIMERIE GÉNÉRALE LAHURE
9, rue de Fleurus, 9.

22. **Traitement médico-chirurgical de la tuberculose du rein,** par MM. J. Castaigne, professeur agrégé, et A. Lavenant, assistant du service des maladies des voies urinaires à l'hôpital Lariboisière.
23. **Thérapeutique de la goutte,** par le Dr Rathery, professeur agrégé à la Faculté de médecine de Paris, médecin des hôpitaux.
24. **Traitement abortif de l'urétrite blennorragique par les injections,** par le Dr Carle, ancien chef de clinique dermatologique à l'Université de Lyon.
25. **L'hémophilie et son traitement,** par le Dr Marcel Labbé, professeur agrégé à la Faculté de médecine de Paris, médecin de l'hôpital de la Charité.
26. **La névralgie faciale " essentielle " et son traitement par les injections locales neurolytiques,** par le Dr J.-A. Sicard, professeur agrégé à la Faculté de médecine de Paris.
27. **La rétention azotée et le régime hypo-azoté au cours des néphrites,** par le Dr J. Castaigne, professeur agrégé à la Faculté de médecine de Paris, médecin des hôpitaux.
28. **Le cancer du pylore et son traitement médico-chirurgical,** par le Dr René Leriche, professeur agrégé à la Faculté de médecine de Lyon.
29. **Vaccinothérapie (technique, indications, résultats),** par le Dr A. Mauté, chef de laboratoire à l'hôpital Beaujon.
30. **Traitement des aortites aiguës et chroniques,** par le Dr L. Mayet, docteur ès sciences, ancien interne des hôpitaux.
31. **Traitement moderne des épithéliomes et autres tumeurs malignes de la peau,** par le Dr H. Bordier, professeur agrégé à la Faculté de médecine de Lyon.
32. **Traitement de l'érysipèle de la face,** par MM. J. Castaigne, professeur agrégé à la Faculté de médecine de Paris, médecin des hôpitaux, et P. Fernet, assistant de dermatologie à l'hôpital Saint-Louis.
33. **Traitement de la paralysie générale,** par le Dr E. Gelma, médecin de l'Asile de Maréville, à Nancy.
34. **Traitement du tétanos,** par le Dr Bosc, ancien interne des hôpitaux de Paris, médecin-adjoint de l'hôpital de Tours.
35. **Diagnostic et traitement de l'adénopathie trachéo-bronchique chez l'enfant,** par le Dr P.-F. Armand-Delille, ancien chef de clinique infantile à la Faculté de médecine de Paris.
36. . . . . *Épuisé.*
37. . . . . *Épuisé.*
38. **Le traitement des conjonctivites,** par le docteur F. Terrien, professeur agrégé à la Faculté de médecine, ophtalmologiste de l'hôpital des Enfants-malades.
39. **Les bains carbo-gazeux dans la pratique journalière (indications, technique, résultats)** par le Dr A. Mougeot (Royat-les-Bains), ancien interne des hôpitaux de Paris.
40. **Les hématuries (indications thérapeutiques et médications qui les remplissent),** par le Dr J. Vires, professeur de thérapeutique à la Faculté de Montpellier.
41. **Traitement du cancer par les sels de quinine,** par le Dr J. Castaigne, professeur agrégé à la Faculté de médecine de Paris, médecin des hôpitaux.
42. **Les abcès de fixation,** par le Dr Jacques Carles, professeur agrégé à la Faculté de Bordeaux, médecin des hôpitaux.
43. **Le rhumatisme blennorragique,** par le Dr Félix Ramond, médecin des hôpitaux.

44. **Le sérum du cheval normal (son utilisation en thérapeutique)**, par MM. Ch. Mongour, agrégé, médecin des hôpitaux, et Jean Fouquet, interne des hôpitaux de Bordeaux.

45. . . . . *Épuisé.*

46. **L'hygiène pratique des contagieux**, par le Dr Maurice Perrin, professeur agrégé à la Faculté de médecine de Nancy.

47. **La cure de recalcification (sa technique, ses indications, ses résultats)**, par le Dr Émile Sergent, médecin de l'hôpital de la Charité (2e édition).

48. **Intervention médicale dans les empoisonnements**, par le Dr L. Mayet, docteur ès sciences, ancien interne des hôpitaux.

49. **L'instabilité thyroïdienne infantile**, *étude clinique et thérapeutique*, par le Dr Léopold Lévi, ancien interne lauréat des hôpitaux.

50. **La toux émétisante des tuberculeux**, par le Dr Henri Paillard, ancien interne lauréat des hôpitaux de Paris.

51. **Étude clinique des phlébites utéro-pelviennes au cours de la puerpéralité**, par le Dr Cyrille Jeannin, professeur agrégé à la Faculté de médecine de Paris, accoucheur des hôpitaux.

52. **L'ulcère simple de l'estomac sans complications**, par le professeur agrégé J. Castaigne, médecin des hôpitaux.

53. **Les injections sous-cutanées et les lavements d'oxygène**, par le Dr Félix Ramond, médecin des hôpitaux de Paris.

54. . . . . *Épuisé.*

55. **L'injection intra-trachéale vraie à haute dose et la trachéo-fistulisation**, par le Dr Georges Rosenthal, docteur ès sciences, ancien chef de clinique à la Faculté, lauréat de l'Institut et de l'Académie de médecine.

56. **Le rhumatisme tuberculeux**, par le Dr René Leriche, professeur agrégé à la Faculté de médecine de Lyon.

57. . . . . *Épuisé.*

58. . . . . *Épuisé.*

59. **La pratique de la médication ocytocique**, par le Dr G. Keim, ancien interne des hôpitaux de Paris.

60. **Les néphrites chroniques hématuriques**, par le professeur agrégé J. Castaigne, médecin des hôpitaux.

61. **Sérothérapie des néphrites (indications et utilisation du sérum rénal de chèvre en thérapeutique)**, par MM. le docteur J. Teissier, professeur de clinique et le docteur Lucien Thévenot, professeur agrégé à la Faculté de médecine de Lyon.

62. **La sérothérapie antitétanique**, par le prof. agrégé J. Castaigne, de Paris.

63. **Le traitement de la coqueluche**, par le professeur agrégé Maurice Perrin et le Dr Alfred Hanns, de Nancy.

64. **L'hypertension artérielle au cours des néphrites chroniques urémigènes**, *ses modalités cliniques, son traitement*, par le professeur agrégé J. Castaigne, de Paris.

65. . . . . *Épuisé.*

66. **L'hérédo-syphilis et son traitement**, par le docteur Carle, de Lyon.

67. **Diagnostic et traitement des épanchements pleuraux chez les cardiaques**, par le docteur H. Paillard, de Paris.

ÉVREUX, IMPRIMERIE CH. HÉRISSEY

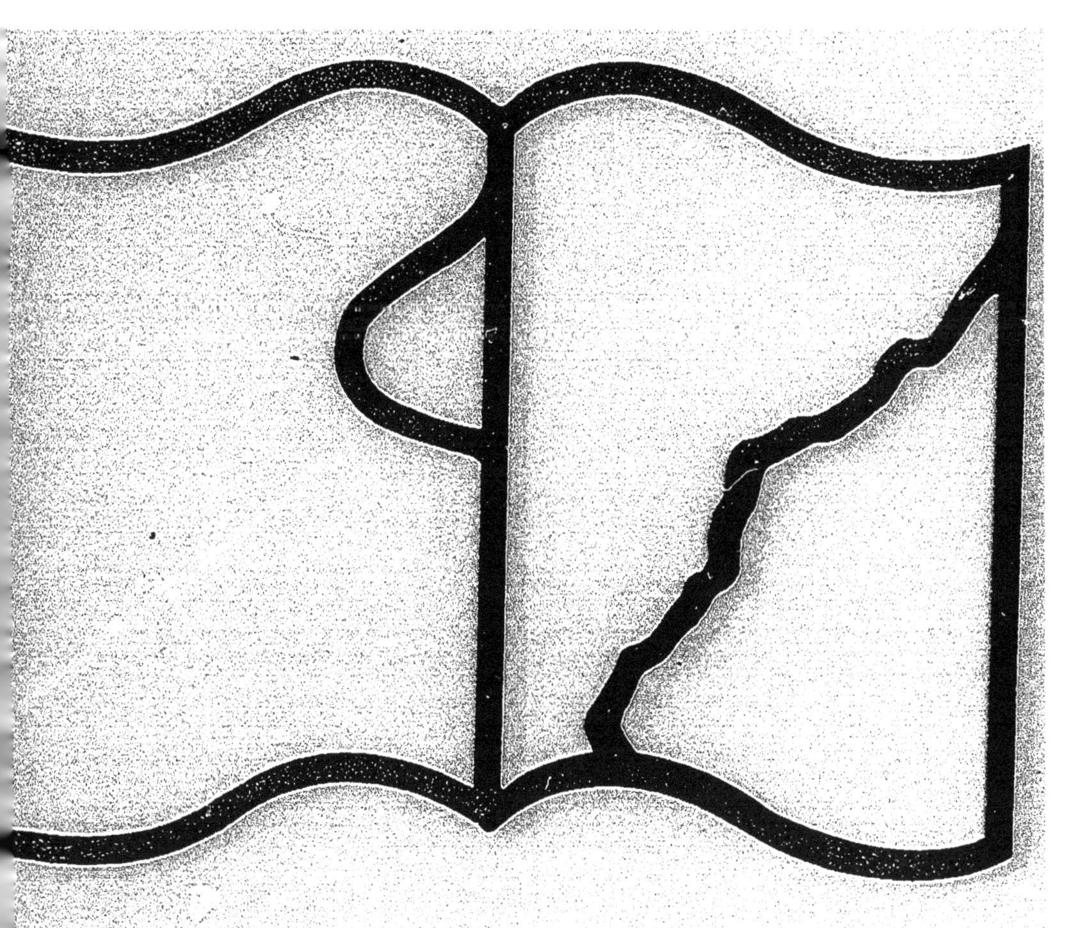

Texte détérioré — reliure défectueuse

NF Z 43-120-11

www.ingramcontent.com/pod-product-compliance
Ingram Content Group UK Ltd.
Pitfield, Milton Keynes, MK11 3LW, UK
UKHW012128240726
13965UKWH00005B/2042